CONSIDÉRATIONS sur le Réflexe oculo-cardiaque dans les MALADIES MENTALES

PAR

LE Dr PIERRE-CLAUDE GRANJON-ROZET

INTERNE A L'ASILE DÉPARTEMENTAL DU RHONE

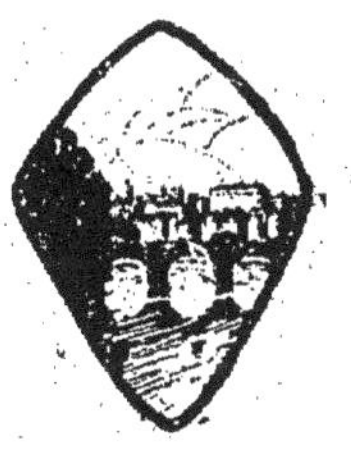

LYON
IMPRESSIONS-ÉDITIONS DES DEUX-COLLINES
3, RUE DAVOUT, 3

Décembre 1919

CONSIDÉRATIONS

SUR LE

RÉFLEXE OCULO-CARDIAQUE

DANS LES

MALADIES MENTALES

CONSIDÉRATIONS
sur le
Réflexe oculo-cardiaque
dans les
MALADIES MENTALES

PAR

LE Dr PIERRE-CLAUDE GRANJON-ROZET

INTERNE A L'ASILE DÉPARTEMENTAL DU RHONE

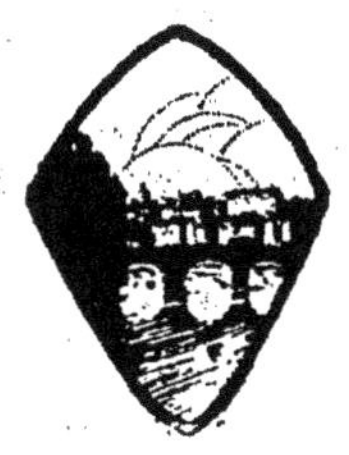

LYON
IMPRESSIONS-ÉDITIONS DES DEUX-COLLINES
3, RUE DAVOUT, 3

Décembre 1919

I

HISTORIQUE

C'est en 1908 que Bernhard Ashner, au cours d'une anesthésie, remarqua que la compression oculaire amenait un ralentissement du pouls. Il étudia ensuite expérimentalement le phénomène et constata que, chez les animaux, le réflexe avait le trijumeau pour voie centripète ; il vit, d'autre part, que la section du pneumogastrique amenait la suppression du réflexe.

Depuis, les publications sur le réflexe oculo-cardiaque ont été nombreuses ; aussi nous n'en donnerons point ici une histoire détaillée. Nous signalerons simplement, en quelques mots, les étapes parcourues renvoyant aux études d'ensemble faites sur le réflexe oculo-cardiaque en général (1).

Au cours de ces dernières années, le réflexe oculo-cardiaque a surtout été étudié dans les états nerveux et dans les affections de l'appareil cardio-vasculaire ; puis, peu à peu, les différentes investigations ont porté sur tout le domaine de la Pathologie.

---

(1) Le réflexe oculo-cardiaque. Revue Générale. Vernet et Petzetakis (*Gazette des Hôpitaux*, 2 mai 1914).

Le réflexe oculo-cardiaque. Revue générale. Jean David (*Thèse de Toulouse*, avril 1916).

1° Affections nerveuses

Tabès. — On l'étudie dans le tabès. Miloslawich signale son abolition chez la plupart des tabétiques. Gautrelet, Loeper et Mougeot montrent que cette abolition est fréquente, mais non constante. Lesieur, Vernet et Petzetakis montrent aussi qu'elle est habituelle, mais précède le signe d'Argyll-Robertson.

Syphilis.— Loeper, Mougeot et Vahram le recherchent dans la syphilis ; ils constatent l'abolition du réflexe dans la plupart des cas de syphilis secondaire ou tertiaire.

Goitre exophtalmique. — Gautrelet, Sainton et Guillaumont constatent que dans la maladie de Basedow les résultats sont variables, mais, qu'en général, le pouls est ralenti.

Névralgies. — Dans la sciatique et la névralgie faciale le pouls se ralentirait sous l'influence de la compression oculaire.

Paralysies pseudo-bulbaires. — On constaterait que le réflexe est aboli ou inversé chez les pseudo-bulbaires d'après Guillain et Dubois ; cette abolition serait due à une lésion des noyaux bulbaires qui sont les centres du réflexe.

Paralysie agitante. — D'après Vernet et Petzetakis, le réflexe oculo-cardiaque serait aboli dans la maladie de Parkinson.

Sclérose en plaques. — Le réflexe serait très variable suivant les localisations des plaques.

Chez les blessés de guerre. — L'étude du réflexe a été faite dans différents cas.

Loeper dit qu'il est exagéré dans les grands traumatismes nerveux (1). Oppenheim, dans une étude d'ensemble sur le pouls, la tension artérielle et le réflexe oculo-cardiaque dans les suites éloignées des traumatismes craniens, signale que le réflexe est aboli ou inversé (2).

Sainton l'étudie chez les trépanés (3). Valotère, dans sa thèse (4), étudie aussi le réflexe oculo-cardiaque chez les trépanés; pour lui le réflexe serait augmenté ou aboli, l'inversion serait exceptionnelle. Il n'y aurait entre le siège et l'étendue de la perte de substance cranienne et le réflexe oculo-cardiaque aucun rapport. Ce dernier constituerait un moyen de contrôle facile et rapide pour la recherche de la réalité des troubles subjectifs chez les trépanés.

---

(1) Loeper. Le réflexe oculo-cardiaque dans les grands traumatismes nerveux (*Progrès Médical*, novembre 1915).

(2) Oppenheim. Le pouls, la tension artérielle et le réflexe oculo-cardiaque, dans les suites éloignées des traumatismes crâniens. (*Progrès Médical*, 19 février 1917, N° 7).

(3) Paul Sainton. Le réflexe oculo-cardiaque et les troubles subjectifs des trépanés (*Bulletin de l'Académie de Médecine*, t. LXXVI, N° 51, p. 583, 26 décembre 1916).

(4) A. Valotère. Le réflexe oculo-cardiaque chez les trépanés (*Thèse de Montpellier*, 1917, N° 3).

Plus récemment, Laval et Girou font de l'inversion du réflexe un signe de compression dans un cas d'abcès d'une fosse cérébelleuse (1).

2° Affections de l'appareil cardio-vasculaire.

En général pas de modifications du réflexe oculo-cardiaque dans les lésions valvulaires.

Bradycardies. — Le réflexe oculo-cardiaque serait exagéré dans une bradycardie nerveuse et jamais dans une bradycardie due à l'altération des faisceaux myocardiques. Dans le premier cas, le ralentissement serait supérieur à 20 pulsations. La nature nerveuse d'une bradycardie serait jugée par la concordance de trois épreuves : atropine, nitrite d'amyle et réflexe oculo-cardiaque ; le réflexe oculo-cardiaque exagérant la bradycardie, alors que l'atropine et le nitrite d'amyle la font disparaître.

Mais des travaux ultérieurs infirment ces conclusions. De Massary et Lian (2) sont d'avis que le réflexe oculo-cardiaque ne permet pas de trancher si une bradycardie est totale ou relève d'une dissociation, il n'indique pas non plus si une bradycardie est d'origine myocardique ou nerveuse, mais il aide à établir si,

---

(1) Laval et Girou (*Gazette des Hôpitaux*, 1919, N° 43).

(2) E. de Massary et C. Lian. Pouls lent permanent congénital, par dissociation auriculo-ventriculaire incomplète, avec accidents nerveux tardifs (*Bulletins et Mémoires de la Société Médicale des Hôpitaux de Paris*, An. XXXI, pp. 29-40, 15 janvier 1915).

chez un bradycardique, l'excitation du pneumogastrique est encore susceptible d'accentuer le ralentissement du pouls ; de plus, son caractère franchement positif contribue à faire redouter l'apparition ultérieure de crises vertigineuses, lipothymiques ou même des grands accidents nerveux du syndrome de Stokes-Adams.

Tachycardies. — D'après Mougeot, l'insuffisance cardiaque n'est pas une cause d'abolition du réflexe. Le réflexe n'est aboli que dans les tachycardies d'origine nerveuse, ce qui permet de les différencier des tachycardies myopathiques (1).

Gallavardin voit dans le réflexe oculo-cardiaque un moyen de provoquer à volonté l'automatisme ventriculaire dans le cas de block (2).

Pouls alternant. — Mougeot montre que l'alternance ventriculaire n'abolit pas le réflexe, sauf s'il y a imprégnation toxique des centres bulbaires.

Aortites. — Le réflexe serait aboli dans les aortites syphilitiques. Ce signe précéderait même l'abolition du réflexe pupillaire à la lumière, et Mougeot a, de cette notion, tiré un nouveau syndrome qu'il rapproche du syndrome de Babinski : « Abolition du réflexe oculo-

---

(1) Mougeot. Du réflexe oculo-cardiaque (*Société de Médecine de Paris*, 28 mars 1914).

(2) Gallavardin, Dufourt et Petzetakis (*Lyon Médical*, 14 décembre 1913).

cardiaque et aortite », qui serait analogue à : « Aortite et signe d'Argyll-Robertson » (3).

3° Le réflexe oculo-cardiaque dans diverses maladies.

Nous signalerons simplement, pour mémoire, que le réflexe oculo-cardiaque a encore été étudié dans les névroses gastriques, les différentes intoxications, l'anesthésie, l'alcoolisme, l'intoxication par le tabac, la diphtérie, les oreillons, la grossesse, etc...

---

(3) Mougeot. Suppression du réflexe oculo-cardiaque plus précoce que celle du réflexe pupillaire à la lumière, dans les aortites syphilitiques (*Progrès Médical*, 30 mai 1914).

II

PHYSIOLOGIE

1° Réflexes du cœur.

Deux nerfs prennent part à la constitution de l'appareil nerveux extra-cardiaque.

Le premier a son centre dans la bulbe ; c'est le pneumogastrique ; il est un centre modérateur. Il diminue donc le nombre des battements cardiaques.

Le centre du second occupe une certaine étendue de la moelle cervicale et donne naissance à des filets nerveux qui, par les rameaux communiquants, gagnent la chaîne sympathique ; son excitation augmente les pulsations cardiaques, c'est donc un accélérateur. Ces centres sont excessivement sensibles aux excitations. Leur excitation directe a été étudiée par de nombreux physiologistes : Budge, Legallois, Bezold, Ludwig, etc... On a étudié aussi l'influence exercée sur eux par les variations de la composition sanguine. De même, des excitations d'origine périphérique peuvent leur être transmises par la voie centripète et modifier ainsi le rythme cardiaque. Brown-Sequard étudie l'excitation des nerfs splanchniques chez les mammifères.

André Thomas et J. Charles-Roux irritent le plexus

solaire par la compression du creux épigastrique et provoquent ainsi une diminution des pulsations.

Enfin Schiff, par brusque compression du nerf sous-orbitaire chez le lapin, avait réussi à provoquer un ralentissement des pulsations cardiaques.

2° Réflexe oculo-cardiaque.

Le réflexe oculo-cardiaque serait simplement un de ces nombreux phénomènes.

Loeper et Mougeot discutent l'hypothèse de la transmission du réflexe : La voie centripète est-elle constituée par les nerfs ciliaires ou bien la compression oculaire, provoquant l'hypertension du liquide céphalo-rachidien, par refoulement des globes oculaires, exciterait-elle mécaniquement le bulbe ? Mais, dans ce dernier cas, le réflexe devrait être supprimé chez les trépanés, ce qui n'est pas. Ils en concluent donc à la transmisssion nerveuse.

D'après les différents auteurs, le réflexe prendrait la voie suivante :

Voie centripète. — Elle suivrait les nerfs sensitifs du globe oculaire (nerfs ciliaires et branche ophtalmique de Willis) et parviendrait au bulbe par l'intermédiaire du trijumeau. Les expériences faites à ce sujet montrent, en effet, que la section du trijumeau amène l'abolition du réflexe, alors que la section des nerfs olfactif, oculo-moteurs, pathétique, facial, acoustique ne le modifient pas.

Centre du réflexe. — Loeper et Mougeot insistent sur le fait que le noyau sensitif du trijumeau est contigu au pneumogastrique ; ce serait donc là que serait le centre du réflexe. On voit du reste que l'imprégnation toxique du bulbe, dans l'urémie par exemple, amène l'abolition du réflexe, et que l'amélioration est marquée par sa réapparition.

Voie centrifuge. — Ce serait le pneumogastrique. Sa section expérimentale ou une injection d'atropine suppriment, en effet, le ralentissement du cœur par la compression oculaire. Mais les cellules motrices ganglionnaires intra-cardiaques reçoivent des excitations de deux éléments : les uns arrivent par l'intermédiaire du vago-spinal et les autres de la moelle cervicale et sont sous la dépendance du grand sympathique.

Lesieur, Vernet et Petzetakis (1) ont provoqué, par la compression oculaire chez un épileptique, des phénomènes se rapprochant de ceux produits par la piqûre du IVe ventricule (glycosurie, albuminurie, polyurie). Or, des expériences ont démontré que la section du pneumogastrique n'empêchait pas ces phénomènes, alors que la section des splanchniques les supprime. Donc, la voie sympathique peut être aussi suivie.

A la suite de l'étude de ce réflexe, Eppinger et Hess (1) ont isolé deux groupes cliniques distincts : les

(1) *Société Médicale des Hôpitaux*, mars 1914.

(1) Eppinger et Hess. Die vagotonie (*Samml. Klin. Abhandl. über Path. und Ther. der Stoffwechsel und Ernahrungstorugen*, Berlin, octobre 1910).

vagotoniques et les sympathicotoniques. De même Cheinisse (2) arrive aux mêmes conclusions. Ces auteurs décrivent ainsi le vagotonique et le sympathicotonique :

Le *vagotonique* a la face pâle, c'est un nerveux, il transpire facilement, il a de la tendance à la myopie, les paupières largement fendues, les lèvres épaisses, le nez épaté, les amygdales hypertrophiées. Palpitations à l'effort, éréthisme cardiaque, cœur souvent irrégulier, hypersécrétion gastrique, souvent constipation avec alternative de diarrhée. Fréquemment on retrouve de la scrofule ganglionnaire dans les antécédents.

Le *sympathicotonique* est en général plus âgé : rougeur du visage en placards, dilatation pupillaire, tachycardie, hypertension, hypochlorhydrie, diarrhée fréquente, abdomen sensible.

Le plus souvent, ces formes pures ne se rencontrent pas et les deux syndromes s'intriquent avec prédominance plus ou moins prononcée de l'un des deux.

Eppinger et Hess ont employé la pilocarpine comme excitant du pneumogastrique et l'adrénaline comme excitant du sympathique. Czermak avait proposé de comprimer les pneumogastriques au niveau du cou, ce qui amènerait chez les vagotoniques un fort ralentissement du pouls. Mais cette méthode paraît dangereuse par suite de la possibilité de comprimer la carotide et le ganglion cervical inférieur.

---

(3) Cheinisse. La vagotonie (*Semaine Médicale*, 1912).

Le réflexe oculo-cardiaque, en fin de compte, resterait le seul moyen pratique, sûr et inoffensif pour reconnaître un sympathicotonique, un vagotonique, ou pour donner une preuve de l'interruption de l'arc réflexe sur un point quelconque de son trajet.

La plupart des auteurs concluent que, normalement, l'influence du pneumogastrique est prépondérante, et que la plus grande partie des sujets sont des vagotoniques. D'après Loeper et Mougeot, dans les 3/5 des cas, il s'agit de vagotoniques ; d'après Vernet et Petzetakis, on trouverait la prédominance du pneumogastrique dans les 2/3 des cas.

On s'accorde à dire que le réflexe oculo-cardiaque est :

Normal si le ralentissement est de 6 à 12 pulsations par minute ;

Exagéré si ce nombre est dépassé ;

Aboli si le rythme cardiaque n'est pas modifié par la compression oculaire ;

Inversé si, au lieu d'avoir un ralentissement, on a au contraire une augmentation du nombre des pulsations cardiaques.

III

PHÉNOMÈNES RÉFLEXES ASSOCIÉS AU RÉFLEXE OCULO-CARDIAQUE

Le réflexe oculo-cardiaque n'est pas le seul phénomène provoqué par la compression oculaire.

Lesieur, Vernet et Petzetakis ont pu provoquer un arrêt complet du cœur. Petzetakis a pu étudier aussi des phénomènes d'automatisme ventriculaire et de dissociation auriculo-ventriculaire.

On a observé aussi que la compression oculaire provoque de la vaso-constriction ou de la vaso-dilatation, d'où hypertension ou hypotension. Mais le plus souvent on trouve les deux phénomènes sur le même sujet (Delava). Au début de la compression, la tension s'élève pendant quelques secondes, puis s'abaisse fortement chez certains.

La respiration est également influencée : les mouvements respiratoires deviennent plus amples et plus lents. (Réflexe oculo-respiratoire, Ashner, Delava, etc...) ; on a même pu provoquer l'arrêt en inspiration. Cela expliquerait que quelques sujets éprouvent de l'angoisse et de l'oppression accompagnées de sensations de vertige, de nausées, de douleurs précordiales, de bouffées de chaleur, etc...

Enfin Binet (1) signale quelques applications inté-

(1) Léon Binet (*Presse Médicale*, 21 août 1919, N° 46).

ressantes tirées de l'observation de tous ces phénomènes :

Lorsque l'on a à faire à une tachycardie et que l'on hésite pour le diagnostic entre un souffle fonctionnel extra-cardiaque ou un souffle organique, E. Weil préconise la compression oculaire ; le rythme tombe de 100 à 60 et même 40 pulsations et les souffles extra-cardiaques cessent complètement. Ch. Laubry et P. Harvier ont confirmé cette épreuve et ont montré que, s'il s'agit d'un souffle organique, ce dernier est renforcé.

A. Mougeot, Camille Lian le recommandent comme moyen de traitement de la tachycardie ; ils font quatre ou cinq fortes compressions oculaires d'une durée d'un quart à une demi-minute.

Chez les trépanés, souffrant de crises céphalalgiques, ces dernières seraient atténuées par la compression.

De même dans l'asthme, le hoquet, on obtiendrait une action calmante manifeste.

Chez les fébricitants présentant un frisson solennel ou un frisson généralisé, on obtiendrait l'arrêt des contractions musculaires (1).

Enfin, certains tremblements pathologiques pourraient être arrêtés (Goître exophtalmique, athétose, crises épileptiformes).

---

(1) Dulac, Le réflexe oculo-cardiaque, étude biologique et thérapeutique (*Thèse*, Paris 1919).

IV

LE RÉFLEXE OCULO-CARDIAQUE DANS LES MALADIES MENTALES

A notre connaissance, le réflexe oculo-cardiaque a été peu étudié dans les maladies mentales.

Voyons rapidement quels ont été les travaux faits sur ce sujet :

Epilepsie. — Lesieur, Vernet et Petzetakis ont étudié le réflexe chez les épileptiques non aliénés, et ont trouvé que le bulbe était très sensible dans cette affection. Le réflexe oculo-cardiaque serait toujours exagéré et la différence de pulsations dépasserait même le nombre de 20 à la minute. D'après ces auteurs, les variations du réflexe paraissent en rapport avec la gravité de l'état comitial : plus les crises seraient fréquentes, plus le réflexe serait exagéré. Chez le même sujet la crise produirait une décharge nerveuse et le réflexe, fortement exagéré avant la crise, serait au contraire normal après celle-ci. De même, le bromure de potassium diminuerait l'exagération du réflexe, et ce phénomène permettrait de doser ce médicament d'une manière très exacte pour chaque malade.

Nous signalerons en passant les troubles décrits par Lesieur, Vernet et Petzetakis : troubles de la mastication et de la déglutition, exagération des réflexes tendineux et cutanés, enfin les phénomènes déjà cités dans un article précédent : polyurie, albuminurie, glycosurie.

Blanc, dans sa thèse, aboutit aux mêmes conclusions ; il cite en plus deux cas d'épileptiques, n'ayant plus de crises depuis longtemps et présentant un réflexe normal, ainsi que deux débiles intellectuels épileptiques et un épileptique tabétique présentant un réflexe normal.

Ces conclusions sont vraiment séduisantes, et, s'il faut en croire leurs auteurs, le réflexe oculo-cardiaque serait dans ces cas un merveilleux instrument de précision à la disposition du clinicien et du thérapeute. Mais ces résultats sont contredits par Maillard et Codet dans leur communication du 18 juin 1914 à la Société de Pychiâtrie de Paris. Il n'y a, disent-ils, pas d'exagération du réflexe oculo-cardiaque dans l'épilepsie, aucune relation entre le réflexe et le nombre des crises, et l'action du bromure est très difficile à préciser.

Débiles intellectuels et rachitiques. — Blanc, dans ses observations, a trouvé le réflexe aboli ou inversé. Roubinovitch et Regnauld de la Soudière le trouvent normal chez les arriérés et débiles mentaux, à moins de syphilis.

Faute de documents cliniques suffisants, nous n'avons pas recherché le réflexe oculo-cardiaque chez les épileptiques.

Nous n'avons étudié le réflexe que dans différentes psychoses et dans certaines démences organiques. Dans ces cas-là, croyons-nous, les publications sont peu nombreuses à notre connaissance.

Paralysie générale. — Vernet et Petzetakis, sur six malades observés, ont noté quatre fois un ralentissement considérable des pulsations allant jusqu'à une différence de 36 pulsations par minute.

J. Roubinovitch et Regnauld de la Soudière, étudiant les démences organiques, signalent l'abolition fréquente du réflexe dans la paralysie générale.

Mélancolie. — Le réflexe oculo-cardiaque a été étudié par J. Euzière et Margarot dans la mélancolie anxieuse et chez plusieurs malades présentant des crises d'anxiété (1). Ces auteurs concluent que, dans l'anxiété, le réflexe est nettement inversé. On ne peut faire un parallélisme, dans le degré de l'inversion, entre deux malades, pour mesurer le degré de l'anxiété ; mais ce parallélisme existe pour un même malade examiné à diverses périodes. Chez le même malade, plus l'anxiété augmente et plus le réflexe est inversé ; par contre, plus le malade tend à revenir au calme, et plus le réflexe lui-même tend à revenir à la normale. Si le malade présente une rechute, le réflexe suit le mouvement et s'inverse de nouveau. Il y aurait là un fait vraiment intéressant et qui permettrait de suivre de près les malades et peut-être de prévoir une amélioration ou une rechute.

Démence précoce. — J. Roubinovitch et Regnauld de

(1) J. Euzière et J. Margarot, de Montpellier. Le réflexe oculo-cardiaque dans les états anxieux (*Gazette des Hôpitaux*, 19 juin 1919, N° 37).

la Soudière (1) notent son abolition dans 50 0/0 des cas. Mais les variations du réflexe oculo-cardiaque, suivant l'état catatonique ou non catatonique du sujet, n'ont, croyons-nous, jamais été signalées.

Agités maniaques. — A notre connaissance aucune étude n'a été faite sur ce sujet.

Notre travail aura pour but d'apporter une faible précision sur ces points et d'ajouter un modeste document à l'étude du réflexe. D'un autre côté, nous avons été séduit, au cours de nos recherches, par la possibilité de trouver dans le réflexe oculo-cardiaque un moyen de se rendre compte de l'état du sympathique.

---

(1) J. Roubinovitch et Regnauld de la Soudière. Le réflexe oculo-cardiaque dans les démences organiques (*Société de Psychiâtrie de Paris*, 18 juin 1914).

V

TECHNIQUE DE LA RECHERCHE DU RÉFLEXE OCULO-CARDIAQUE

Voici quelle a été la technique suivie par nous pour la recherche du réflexe oculo-cardiaque; nous la donnons en détail parce que (nous le verrons plus loin) diverses causes d'erreurs peuvent modifier en tous points les résultats.

Vernet et Petzetakis et, après eux, Jean David, ont déjà signalé de nombreuses causes d'erreurs : l'orbiculaire, par exemple, peut être fortement contracté et empêcher l'action du doigt. De même, une compression trop brusque peut provoquer de l'agitation de la part du malade.

Notre technique a été la suivante. Le sujet était placé dans le décubitus dorsal et mis au repos depuis quelques minutes; la tête était au niveau du plan du lit et reposait sans que le malade fît aucun effort. Chaque fois que la chose a été possible, c'est-à-dire chez les malades assez calmes, nous avons cherché à avoir le relâchement musculaire le plus complet et la plus grande immobilité. Nous avons exigé aussi, toutes les fois que nous avons pu l'obtenir, le silence le plus absolu de la part du sujet; nous-même, nous avons fait en sorte d'écarter tout élément émotif (1) : nous rassurions le malade, nous gardions le silence nous-même de façon à ne donner à son délire aucun motif d'interprétation. Ou bien, si, au cours de l'examen, il cherchait à s'agiter, nous avons distrait son attention pour le ramener au calme.

Le réflexe a été cherché par deux observateurs. L'un pressait sur les globes oculaires à travers les paupières fermées, la pression était continue, constante et *moyenne;* l'autre comptait le pouls et ne commençait sa numération que quelques secondes après le début de la compression oculaire.

Dans la plupart des cas, la numération des pulsations a été faite pendant une minute, au minimum, sans faire de compression, puis on comprimait les globes oculaires et pendant deux minutes consécutives on comptait le pouls. Ce temps était diminué de moitié chez certains malades très agités à cause de la difficulté de l'examen.

Nous nous sommes borné à l'étude de l'*influence de*

---

(1) Pour un même sujet, le réflexe oculo-cardiaque ne se modifierait pas avec le rythme du cœur qui seul est variable (Vernet et Petzetakis) et l'émotion ne jouerait aucun rôle; ainsi, d'après David, une personne soumise à un premier examen présente une tachycardie émotive. Pouls : 120. - R. o.-c. 105. Une recherche pratiquée lorsque toute émotion a disparu, donne comme résultat : Pouls, 70. - R. o.-c. 62. Le réflexe oculo-cardiaque resterait donc identique pendant les deux phases d'accélération ou de ralentissement du pouls. Néanmoins, nous avons le plus possible écarté cet élément émotif. Il nous a paru que si le *sens* du réflexe n'est pas modifié, le nombre des pulsations entre le pouls compté sans compression oculaire et lors de cette compression peut, dans certains cas, varier du simple au double.

la compression oculaire sur le nombre des pulsations et ce n'est qu'incidemment que nous signalerons, dans nos observations, des phénomènes concomitants lorsqu'ils étaient particulièrement nets. Les examens douteux ont été écartés.

VARIATIONS

Toutes ces précautions ne sont pas superflues car le réflexe peut subir des variations considérables, sous l'influence de certaines causes.

1° Variations suivant la pression

C'est un élément de grande importance et, à notre modeste avis, c'est un des éléments les plus capables d'infirmer la valeur clinique du réflexe oculo-cardiaque. Nous avons dit que la compression oculaire devait être une compression *moyenne* : c'est là une notion manquant de fixité.

Au cours de nos recherches, nous avons pu nous rendre compte combien il nous était difficile d'employer une pression comparativement constante. Nous savons que Roubinovitch a employé pour ses recherches un compresseur oculaire (1) mais nous n'avons pu nous procurer cet appareil.

D'ailleurs, il y a des susceptibilités individuelles. De nombreuses causes concourent à favoriser les erreurs ;

---

(1) Roubinovitch, Compresseur oculaire pour la recherche du réflexe oculo-cardiaque (*Caducée*, Paris, 1916, an. XVI, page 130).

chez certains sujets particulièrement pusillanimes, l'observateur, inconsciemment du reste, emploiera, au cours de sa recherche, une pression moins forte que chez un sujet qui ne réagit pas. La sensibilité oculaire varie du reste d'un individu à un autre. La situation plus ou moins profonde du globe oculaire dans la fosse orbitaire intervient : chez un sujet exophtalmique une pression légère nous semblera plus forte que chez un sujet présentant de l'enophtalmie. Par conséquent, cet élément de l'intensité de la compression, nous le répétons, n'est qu'un élément relatif.

Nous avons pu nous rendre compte par quelques recherches combien, suivant que la compression était *faible* ou *forte*, les résultats obtenus étaient variables.

Nous donnerons simplement quelques exemples de ces modifications :

Observation n° I. — A..., 28 ans, sujet normal.

Pouls, 107.

On fait une pression très *légère* :

Première minute : pouls, 100.

Deuxième minute : pouls, 100.

On exerce une pression *forte :*

Première minute : pouls, 76.

Deuxième minute : pouls, 76.

La variation va du simple au quadruple, le réflexe considéré comme normal dans le premier cas serait, dans le deuxième, très exagéré.

Observation n° II. — O..., 32 ans, sujet normal.

Poul, 80.

On exerce une pression très *légère* :

Première minute : pouls, 76.

Deuxième minute : pouls, 76.

On exerce une pression *forte* :

Première minute : pouls, 66.

Deuxième minute : pouls, 66.

La variation va du simple au triple. Le réflexe considéré dans le premier cas comme diminué est noté comme exagéré dans le second cas.

Observation n° III. — S..., mélancolique stupide.

Pouls, 65. La tension du globe oculaire paraît exagérée.

On exerce une pression *moyenne* :

Première minute : pouls, 37.

Deuxième minute : pouls, 39.

Au bout de quelques instants on comprime les globes oculaires *faiblement* :

Première minute : pouls, 52.

Deuxième minute : pouls, 52.

Ici encore, la différence entre les deux cas varie du simple à plus du double.

Observation n° IV. — M..., dément précoce, catatonique, stéréotypie, mutisme, flexibilité cireuse très nette.

Pouls, 72.

On exerce une pression *faible* :

Première minute : pouls, 71.

Deuxième minute : pouls, 70.

Au bout d'un instant on exerce une pression oculaire *forte* :

Première minute : pouls, 70.

Deuxième minute : pouls, 70.

Ici le réflexe peut être considéré comme aboli; les variations de la compression oculaire, dans ces cas-là, n'exerceraient donc pas d'influence.

2° Variations chez un même sujet

« Une hirondelle ne fait pas le printemps » : un seul examen ne suffira pas pour voir l'état de réflexe oculo-cardiaque chez un malade. C'est qu'en effet, nous avons pu nous rendre compte que, d'un jour à l'autre, le réflexe oculo-cardiaque, chez certains de nos malades, présentait des changements considérables : un réflexe inversé devenait normal, exagéré ou aboli quelques jours après suivant les cas. Nous verrons, dans notre étude critique, quels sont les facteurs psycho-physiologiques qui nous paraissent cause de ces variations, chez les mentaux tout au moins.

C'est en tenant compte de toutes ces considérations que nous avons fait nos recherches. Nous allons donner, dans le chapitre suivant, la série de nos observations, et nous ferons ensuite une étude critique de ces différents documents.

VI

OBSERVATIONS

1° Paralytiques généraux

Observation I

C... Louis-Marius, entré le 23 janvier 1919, ouvrier ébéniste, 40 ans.

Syphilis à 21 ans.

P. G. en évolution depuis plus d'un an, avec courtes rémissions.

Mégalomanie très nette. Affaiblissement intellectuel. Indifférence. Gros embarras de la parole. Tremblement de la langue. Pupilles réagissant faiblement aux deux modes.

Réflexes rotuliens exagérés.

Grincement de dents. Disque d'albumine.

Réflexe oculo-cardiaque.

2 août. — Pouls, 117.

Compression oculaire : 1re minute, pouls 114; 2e minute, pouls 109.

13 août. — Pouls, 123.

Compression oculaire : 1re minute, pouls 120 ; 2e minute, pouls 114.

26 septembre. — Le malade est calme lorsqu'on vient l'interroger : « Je suis guéri... je veux travailler... comme ébéniste... j'ai plusieurs milliards... je suis le créateur du ciel... »

Lors de la prise du réflexe, s'emporte, refusant de se laisser examiner. On parvient cependant à prendre son réflexe.

Pouls, 83.

Compression oculaire : 1 minute, 99.

Un examen de vérification fait quelques instants après, donne : Compression oculaire : 1 minute, 89.

30 septembre. — Malade calme.

Pouls, 94.

Compression oculaire : 1re minute, pouls, 89; 2e minute, pouls, 88.

8 octobre. — Le malade n'est pas agité, mais il est de très méchante humeur.

Pouls, 104.

Compression oculaire : 1re minute, pouls, 76; 2e minute, pouls, 76.

Pouls petit et dépressible durant la recherche du réflexe.

Observation II

G... Claude, 32 ans, entré le 3 novembre 1918, menuisier en voiture.

Chancre à 24 ans.

P. G. typique. Confusion. Désorientation. Mégalomanie. Idées vagues de persécution. Troubles de la parole. Tremblement des lèvres et de la langue.

Réflexes rotuliens exagérés.

13 août. — Mégalomanie, euphorie : « Je suis le maître universel... Je fais des milliards de tours dans le ciel... »

Pouls, 98.

Réflexe oculo-cardiaque : pouls, 1re minute 92; 2e minute 87.

30 septembre. — Est calme avant l'examen, mais dès qu'on se met à prendre le réflexe oculo-cardiaque, le malade parle

rapidement : logorrhée, incohérence. Il ne s'arrête pas de parler un seul instant durant l'examen.

Toutes les dix secondes, une intermittence.

Pouls, 92.

Réflexe oculo-cardiaque : 1re minute, 103; 2e minute, 103.

On reprend le réflexe au bout de cinq minutes; celui-ci a l'air de « déclancher » la logorrhée du malade. Il se met à parler rapidement.

Réflexe oculo-cardiaque : 109.

8 octobre. — Malade calme pendant tout l'examen.

Pouls, 80.

Réflexe oculo-cardiaque : 1re minute, 80; 2e minute, 80.

14 octobre. — Pouls, 88.

Réflexe oculo-cardiaque : 1re minute, 84; 2e minute, 70.

20 octobre. — Pouls, 80.

Réflexe oculo-cardiaque : 1re minute, 104; 2e minute, 61.

Malade calme.

10 novembre. — Pouls, 102.

Pouls, 102.

Réflexe oculo-cardiaque : 1re minute, 55; 2e minute, 45; 3e minute, 45.

Malade calme.

OBSERVATION III

L..., François, 43 ans, cocher de fiacre.

P. G. à période avancée. Affaiblissement intellectuel. Gâtisme. Confusion. Indifférence. Parole bredouillante. Tremblement de la langue et des lèvres.

6 octobre. — Pouls, 75.

Réflexe oculo-cardiaque : 1re minute, 80; 2e minute, 77.

8 octobre. — Pouls, 78.

Réflexe oculo-cardiaque : 1re minute, 80; 2e minute, 78.

20 octobre. — Hier, crise apoplectiforme, et à la suite de cette crise le malade est resté dans le coma. Réflexes rotuliens faibles. Babinski et Gordon en flexion.

Pas de paralysie nette.

Râles à grosses bulles dans toute la hauteur des deux poumons.

Pouls, 116.

Réflexe oculo-cardiaque : 1re minute, 116; 2e minute, 116.

Décès le 22 octobre 1919.

Autopsie : Pas de lésions bulbo-protubérantielles.

Observation IV

Mme R..., 41 ans.

P. G. Confusion. Désorientation. Affaiblissement intellectuel. Troubles de la parole. Mydriase.

2 octobre. — Pouls, 63.

Réflexe oculo-cardiaque : 1re minute, 93; 2e minute, 88.

Cris et gémissements pendant la compression oculaire.

8 novembre. — Avant l'examen : « J'ai mal aux jambes... j'ai mal à la tête... » Dès qu'on commence à prendre le réflexe, se met à chanter et chante durant tout l'examen, sauf pendant les dernières quinze secondes.

Pouls, 78.

Réflexe oculo-cardiaque : 1re minute, 78; 2e minute, 75.

24 novembre. — Pouls, 79.

Réflexe oculo-cardiaque : 1re minute, 79; 2e minute, 78.

Observation V

Mme R..., 35 ans.

P. G. typique. Affaiblissement intellectuel. Mégalomanie : fait des millions d'enfants tout en or... Euphorie. Troubles de la parole. Calme.

10 octobre. — Pouls, 66.

Réflexe oculo-cardiaque : 1re minute, 52; 2e minute, 52.

1er novembre. — Calme. Gâtisme. Assez affaiblie.

Pouls, 80.

Réflexe oculo-cardiaque : 1re minute, 93; 2e minute, 67.

Aussitôt la compression commencée, arrêt du cœur pendant cinq secondes.

Observation VI

G.., Louis, 43 ans.

P. G. typique.

8 octobre. — Béat et souriant au moment de l'examen.

Pouls, 77.

Réflexe oculo-cardiaque : 1re minute, 78; 2e minute, 77.

20 octobre. — Calme. Euphorie.

Pouls, 82.

Réflexe oculo-cardiaque : 1re minute, 78; 2e minute, 80.

14 novembre. — Toujours tranquille. Très euphorique.

Pouls, 81.

Réflexe oculo-cardiaque : 1re minute, 90; 2e minute, 90.

Observation VII

M..., Adolphe, 44 ans.

P. G. typique. Affaiblissement intellectuel. Mégalomanie. Tremblement de la langue. Troubles de la parole.

13 octobre. — Très calme au moment de l'examen.

Pouls, 91.

Réflexe oculo-cardiaque : 1re minute, 90; 2e minute, 89.

Observation VIII

T..., Victor, 31 ans.

P. G. typique.

13 octobre. — Très calme avant l'examen.

Pouls, 87.

Réflexe oculo-cardiaque : 1re minute, 94; 2e minute, 96.

Quelques mouvements de défense pendant la prise du réflexe.

Observation IX

M..., Benoît, 38 ans, sergent-major au ...e d'infanterie. Entré le 9 juillet 1918.

Syphilis à 20 ans.

Confusion. Affaiblissement intellectuel. Vagues idées mégalomaniaques. Tremblement. Réflexes rotuliens exagérés.

8 octobre. — Très calme au moment de l'examen.

Pouls, 90.

Réflexe oculo-cardiaque : 1re minute, 86; 2e minute, 86.

14 novembre. — Pouls, 75.

Réflexe oculo-cardiaque : 1re minute, 75; 2e minute, 73.

Très calme durant tout l'examen.

Oservation X

Mme G..., Jeanne, 39 ans.

P. G. typique. Confusion. Désorientation. Mégalomanie.

Gâtisme, Troubles de la parole. Euphorie. Approbativité. Pupilles immobiles en myosis.

1er novembre. — Très agitée au début de l'examen. Refuse de se laisser examiner, et on n'y parvient qu'en distrayant son attention par des questions.

Pouls, 71.

Réflexe oculo-cardiaque : 1re minute, 90; 2e minute, 91.

Observation XI

H..., Joseph, 37 ans.

P. G. typique avancé. Gâtisme. Troubles paralytiques très prononcés.

8 octobre. — Pouls, 75.

Réflexe oculo-cardiaque : 1re minute, 78; 2e minute, 80.

Calme pendant l'examen. Pouls petit, dépressible. Pendant la compression oculaire, mouvements réflexes associés. Mouvements de déglutition et contraction des muscles de la face.

20 octobre. — Malade très affaibli. Pouls filant incomptable à la radiale. Le pouls est pris au niveau de la carotide. Pendant la prise du pouls et du réflexe, deux à trois mouvements de déglutition par minute.

Pouls, 100.

Réflexe oculo-cardiaque : 1re minute, 104; 2e minute, 100.

Décès le 21 octobre.

Observation XII

A..., Charles, 41 ans.

P. G. typique. Troubles démentiels et paralytiques. Gâtisme.

8 octobre. — Pouls, 100.

Réflexe oculo-cardiaque : 1re minute, 104; 2e minute, 102.

10 novembre. — Calme. Euphorie. Face rubiconde, très vascularisée.

Pouls, 96.

Réflexe oculo-cardiaque : 1re minute, 87; 2e minute, 87.

Calme durant tout l'examen. Mouvements fibrillaires de la face pendant la prise du réflexe.

14 novembre. — Calme.

Pouls, 89.

Réflexe oculo-cardiaque : 1re minute, 61; 2e minute, 64.

Observation XIII

B..., Pierre, 38 ans, cultivateur. Entré le 17 août 1918.

Confusion. Désorientation. Obtusion intellectuelle. Idées hypocondriaques et mégalomaniaques. Tremblement de la langue. Inégalité pupillaire. Escharres.

8 octobre. — Pendant l'examen mâche tranquillement un morceau de pain.

Pouls, 80.

Réflexe oculo-cardiaque : 1re minute, 65; 2e minute, 87; 3e minute, 84.

Observation XIV

R..., Marius-Charles, ajusteur, 37 ans.

P. G. typique. Affaiblissement intellectuel. Boulimie. Euphorie. Tremblement de la langue. Troubles de la parole.

8 octobre. — Calme et béat au moment de l'examen.

Pouls, 72.

Réflexe oculo-cardiaque : 1re minute, 73; 2e minute, 75.

Observation XV

Mme C..., 28 ans.

P. G. typique. Confusion. Désorientation. Affaiblissement intellectuel. Mégalomanie. Troubles de la parole.

10 octobre. — Pouls, 100.

Réflexe oculo-cardiaque : 1re minute, 100; 2e minute, 90.

2° Déments précoces

Observation I

R..., Joseph-Marie, 27 ans, domestique.

Démence précoce. Mutisme complet. Stupeur catatonique. Stéréotypie. Indifférence.

13 août. — Pouls, 91.

Réflexe oculo-cardiaque : 1re minute, 94; 2e minute, 95.

22 août. — Toujours catatonie, stupeur, mutisme.

Pouls, 69.

Réflexe oculo-cardiaque : 1re minute, 81.

Au bout d'un quart-d'heure, on reprend le réflexe.

Pouls, 67.

Réflexe oculo-cardiaque : 1re minute, 82; 2e minute, 81.

26 septembre. — Stéréotypie. Mutisme. Catatonie.

Pouls, 80.

Réflexe oculo-cardiaque : 1re minute, 88; 2e minute, 88.

30 septembre. — Toujours même état.

Pouls, 72.

Réflexe oculo-cardiaque : 1re minute, 77; 2e minute, 76.

30 octobre. — Depuis quelque temps, par intervalles, le malade s'agite ; il a des impulsions. Au moment de l'examen, pas de catatonie, rit continuellement.

Pouls, 68.

Réflexe oculo-cardiaque : 1re minute, 50; 2e minute, 48.

Pendant la deuxième minute de l'examen, chante et siffle.

3 novembre. — Il y a trois jours, le malade était très agité, il chantait, riait sans cesse. Hier, la journée a été plus calme et dans la nuit il est retombé dans son état de mutisme et de stupeur. Ce matin : mutisme, léger marmottement des lèvres. Catatonie très nette. Très calme durant l'examen.

Pouls, 64.

Réflexe oculo-cardiaque : 1re minute, 58; 2e minute, 56.

6 novembre. — Le 4 novembre, malade de nouveau agité. Depuis deux jours, cet état d'agitation persiste. Calme au moment où on l'examine, mais pas de stupeur catatonique.

Pouls, 57.

Réflexe oculo-cardiaque : 1re minute, 54; 2e minute, 53.

On lève la main gauche, il conserve l'attitude.

Pouls, 57.

Réflexe oculo-cardiaque : 1re minute, 45; 2e minute, 45.

Pendant dix minutes, on laisse le malade dans cet état catatonique, le bras gauche en l'air.

Pouls, 64.

Réflexe oculo-cardiaque : 1re minute, 62; 2e minute, 64.

10 novembre. — Malade calme, non catatonique.

Pouls, 67.

Réflexe oculo-cardiaque : 1re minute, 50; 2e minute, 50.

26 novembre. — Malade tout à fait « réveillé ».

Pouls, 70.

Réflexe oculo-cardiaque. Pression *faible* : 1re minute, 67; 2e minute, 64. Pression *forte* : 1re minute, 59; 2e minute, 59.

Observation II

M..., 23 ans.

Démence précoce. Mutisme. Catatonie. Stéréotypie.

13 août. — Pouls, 89.

Réflexe oculo-cardiaque : 1re minute, 92; 2e minute, 94; 3e minute, 92.

22 août. — Même état.

Pouls, 85.

Réflexe oculo-cardiaque : 1re minute, 87; 2e minute, 84.

25 septembre. — Même état.

Pouls, 86.

Réflexe oculo-cardiaque : 1re minute, 86; 2e minute, 89.

30 septembre. — Même état.

Pouls, 72.

Réflexe oculo-cardiaque : 1re minute, 79; 2e minute, 81.

10 novembre. — Même état.

Pouls, 78.

Réflexe oculo-cardiaque : 1re minute, 83; 2e minute, 80.

14 novembre. — Même état.

Le malade est examiné au moment de son repas ; mâche un morceau de pain pendant la recheche du réflexe.

Pouls, 80.

Réflexe oculo-cardiaque : 1re minute, 73; 2e minute, 67.

On reprend le réflexe au bout d'un quart d'heure.

Pouls, 79.

Réflexe oculo-cardiaque : 1re minute, 82; 2e minute, 78.

26 novembre. — Malade toujours catatonique.

Pouls, 72.

Réflexe oculo-cardiaque : Pression *faible* : 1re minute, 71; 2e minute, 70. Pression *forte* : 1re minute, 70; 2e minute, 70.

Observation III

Mlle C..., Alice, 29 ans, dactylographe.

Démence précoce. Mutisme. Stupeur. Indifférence. Catatonie.

3 octobre. — Pouls, 72.

Réflexe oculo-cardiaque : 1re minute, 78; 2e minute, 81.

On reprend le réflexe un quart d'heure après.

Pouls, 73.

Réflexe oculo-cardiaque : 1re minute, 78; 2e minute, 78.

8 novembre. — Pouls, 91.

Réflexe oculo-cardiaque : 1re minute, 100; 2e minute, 100.

24 novembre. — Pouls, 67.

Réflexe oculo-cardiaque : 1re minute, 75; 2e minute, 74.

Observation IV

P..., Pierre, 30 ans.

Démence précoce. Stupeur. Indifférence. Pas de catatonie.

13 août. — Pouls, 62.

Réflexe oculo-cardiaque : 1re minute, 58; 2e minute, 58.

22 août. — Pouls, 73.

Réflexe oculo-cardiaque : 1re minute, 75; 2e minute, 71.

30 septembre. — Pouls, 55.

Réflexe oculo-cardiaque : 1re minute, 51; 2e minute, 51.

20 octobre. — Pouls, 56.

Réflexe oculo-cardiaque : 1re minute, 55; 2e minute, 56.

Observation V

Mlle B..., 38 ans.

Démence précoce à forme paranoïde. Délire mystique à teinte de mégalomanie et de persécution.

2 octobre. — Pouls, 72.
Réflexe oculo-cardiaque : 1re minute, 79; 2e minute, 79.

3 octobre. — Pouls, 76.
Réflexe oculo-cardiaque : 1re minute, 71; 2e minute, 72.

Observation VI

V..., 19 ans.
Démence précoce. Affaiblissement intellectuel. Délire mégalomaniaque non systématisé. Incohérence. Pas de catatonie. Troubles hypocondriaques.

13 octobre. — Pouls, 74.
Réflexe oculo-cardiaque : 1re minute, 65; 2e minute, 68.

24 octobre. — Pouls, 91.
Réflexe oculo-cardiaque : 1re minute, 106; 2e minute, 103.

Observation VII

Mme V..., 52 ans.
A l'asile depuis le 9 septembre 1897. Vieille confusion mentale chronique. Depuis vingt ans reste le plus souvent immobile dans un coin. Quand on lui demande de petits travaux, elle les fait correctement, puis rentre de nouveau dans son isolement et son état de stupeur.

1er novembre. — Pouls, 79.
Réflexe oculo-cardiaque : 1re minute, 71; 2e minute, 73.

Observation VIII

C..., Jean, 28 ans.
Négativisme. Mutisme. Refus d'aliments. Stupeur, Catatonie.

3 novembre. — Pouls, 63.
Réflexe oculo-cardiaque : 1re minute, 74; 2e minute, 71.

3° Agités maniaques

Observation I

N..., Gabriel, 40 ans, cordonnier.

Débile, avec crises intermittentes de confusion et d'agitation.

26 septembre. — Très agité. Logorrhée.

Pouls, 72.

Réflexe oculo-cardiaque : 1re minute, 60; 2e minute, 74.

Silencieux pendant la première minute, logorrhée pendant la deuxième minute.

2e épreuve. — Réflexe oculo-cardiaque : 1re minute, 74; 2e minute, 83.

Logorrhée pendant tout l'examen.

30 septembre. — Le malade est de nouveau calme.

Pouls, 67.

Réflexe oculo-cardiaque : 1re minute, 60; 2e minute, 62.

8 octobre. — Complètement rétabli de son accès d'agitation. Est levé, travaille.

Pouls, 80.

Réflexe oculo-cardiaque : 1re minute, 65; 2e minute, 70.

10 novembre. — De nouveau agité depuis quelques jours. Se calme quand on vient l'examiner.

Pouls, 78.

Réflexe oculo-cardiaque : 1re minute, 70; 2e minute, 70.

Observation II

Mlle B... Jeanne, 34 ans, marchande foraine.

Agitation maniaque. Cris. Excitation. Chants.

3 octobre. — Pouls, 89.

Réflexe oculo-cardiaque : 1re minute, 94; 2e minute, 96.

10 octobre. — Toujours agitation.

Pouls, 64.

Réflexe oculo-cardiaque : 1re minute, 72; 2e minute, 75.

1er novembre. — Va bien actuellement. Très calme et rétablie ; dort bien.

Pouls, 92.

Réflexe oculo-cardiaque : 1re minute, 85; 2e minute, 86.

Observation III

Mme B..., 34 ans.

Très agitée. Irritable et de méchante humeur. Cris. Chants. Goitre exophtalmique. Tachycardie. Tremblement. Exophtalmie. Regard brillant. Goitre volumineux avec augmentation de volume de toute la glande.

10 octobre. — Pouls, 110.

Réflexe oculo-cardiaque : 1re minute, 124; 2e minute, 124.

1er novembre. — Malade toujours très agitée.

Pouls, 98.

Réflexe oculo-cardiaque : 1re minute, 106; 2e minute, 111.

Observation IV

P... Cyprien, sculpteur, 40 ans.

Entré le 12 décembre 1918.

Syphilis à 18 ans. Wassemann positif.

Le malade a présenté l'aspect d'un P. G., mais tous ses troubles se sont dissipés et, à l'heure actuelle, il va bien ; il s'agit fort probablement d'une psychose maniaco-dépressive.

31 juillet. — Crise de confusion mentale avec agitation.

Pouls, 82.

Réflexe oculo-cardiaque : 1re minute, 88 ; 2e minute, 86.

2 août. — Toujours agité.

Pouls, 82.

Réflexe oculo-cardiaque : 1re minute, 88 ; 2e minute, 86.

13 août. — « Je suis fatigué moralement et physiquement, mes idées sont confuses... je suis déprimé ». Il pleure. « Quand je pleure, ça m'apaise ».

Pouls, 102.

Réflexe oculo-cardiaque : 1re minute, 99 ; 2e minute, 99.

25 septembre. — Va bien actuellement. Très calme. Rectifie ses idées délirantes.

Pouls, 98.

Réflexe oculo-cardiaque : 1re minute, 87; 2e minute, 94.

Observation V

M..., Clémentine, 51 ans.

Agitation maniaque. Cris. Excitation. Désordre des idées et des actes.

10 octobre. — Très agitée ; on essaie d'examiner la malade une première fois ; elle se débat, crie, essaie de mordre.

Au bout d'un quart d'heure on revient vers elle et avec beaucoup de peine, on parvient à pratiquer l'examen.

Pouls, 72.

Réflexe oculo-cardiaque : 1re minute, 84 ; 2e minute, 80.

1er novembre. — Toujours agitée, mais est de bonne humeur. Quelques paroles associatives durant l'examen. Bien moins agitée que lors du précédent examen.

Pouls, 73.

Réflexe oculo-cardiaque : 1re minute, 75 ; 2e minute, 71.

Observation VI

Mme P..., 37 ans.

Agitation maniaque. Périodique : 3e séjour à l'asile.

10 octobre. — Pouls, 66.

Réflexe oculo-cardiaque : 1re minute, 74 ; 2e minute, 88.

1er novembre. — Toujours très agitée ; logorrhée, incohérence. Agitation un peu moins prononcée que lors du premier examen.

Pouls, 61.

Réflexe oculo-cardiaque : 1re minute, 70 ; 2e minute, 68.

Observation VII

V... Jean, soldat au ...e infanterie, 24 ans.

Entré à l'asile le 1er août 1919 pour délire polymorphe avec état anxieux prédominant : il avait peur de ses voisins ; les gens le dévisageaient ; entendait les camarades dire... qu'on lui ferait son affaire... qu'on le tuerait.

2 août. — Très grande anxiété lors de l'examen.

Pouls, 70.

Réflexe oculo-cardiaque : pouls, 87.

26 août. — Le malade va bien ; ni anxiété, ni angoisse.

Pouls, 82.

Réflexe oculo-cardiaque: pouls, 1re minute, 90; 2e minute, 90.

27 août. — Pas d'anxiété.

Pouls, 87.

Réflexe oculo-cardiaque. — Pouls : 1re minute, 98 ; 2e minute, 98.

Le malade part chez lui guéri.

Observation VIII

Mme M..., 35 ans.

Manie chronique. A l'asile depuis 5 ans environ.

10 octobre. — Aujourd'hui malade, très agitée.

Pouls, 82.

Réflexe oculo-cardiaque: pouls, 1re minute, 96; 2e minute, 88.

Malade très agitée durant la 1re minute ; on prend son pouls avec beaucoup de peine. Moins agitée pendant la 2e minute.

1er novembre. — Malade calme durant tout l'examen.

Pouls, 86.

Réflexe oculo-cardiaque : pouls, 1re minute, 71; 2e minute, 71.

Observation IX

Mme M..., Marie-Louise, 33 ans.

Agitation maniaque.

2e séjour à l'asile.

Très agitée lors de son admission.

Actuellement périodes de rémissions fréquentes.

10 octobre. — On examine la malade pendant une période de calme.

Pouls, 72.

Réflexe oculo-cardiaque : pouls, 1re minute 64; 2e minute 68.

1er novembre. — Aujourd'hui la malade est anxieuse et agitée ; elle déchire ses vêtements et ses draps.

S'agite pendant l'examen.

Pouls, 63.

Réflexe oculo-cardiaque : 1re minute, 63 ; 2e minute, 63.

Observation X

Mme F..., 36 ans.

Agitation maniaque.

A l'asile depuis 2 ans.

Son agitation, très grande il y a quelque temps, s'est calmée depuis une huitaine de jours.

10 octobre. — Calme au moment de l'examen.

Pouls : 84.

Réflexe oculo-cardiaque : 1re minute, 78 ; 2e minute, 76.

1er novembre. — Calme au moment de l'examen.

Pouls : 80.

Réflexe oculo-cardiaque : 1re minute, 71 ; 2e minute, 70.

Observation XII

Van-C..., Marie, 39 ans.

Périodes d'agitation et de dépression.

8 novembre. — Examinée 5 minutes après une crise d'agitation violente, pendant laquelle on a été obligé de la camisoler.

Déprimée au moment de l'examen, pleure et sanglote.

Pouls, 122.

Réflexe oculo-cardiaque : 1re minute, 115 ; 2e minute, 113.

Observation XIII

P..., 45 ans.

Agitation violente. Rires, chants, cris.

Désordre des idées et des actes.

Le malade a eu la syphilis ; la P. G. a été discutée, mais elle doit être écartée.

13 octobre. — Pouls, 94.

Réflexe oculo-cardiaque : 1re minute, 106 ; 2e minute, 86.

Très agité pendant la 1re minute ; plus calme pendant la 2e minute : mouvements réflexes de déglutition.

24 octobre. — Toujours très agité.

Pouls, 88.

Réflexe oculo-cardiaque : 1re minute, 96 ; 2e minute, 95.

4° Psychoses hallucinatoires

Observation I

Mme C..., 37 ans.

Troubles cénesthésiques. Préoccupations hypocondriaques. Hallucinations.

Au moment de la compression oculaire dit : « Vous m'avez fait mal au ventre ».

Pouls, 72.

Réflexe oculo-cardiaque : 1re minute, 84 ; 2e minute, 80.

8 novembre. — Même état ; calme durant l'examen.

Pouls, 83.

Réflexe oculo-cardiaque : 1re minute, 69 ; 2e minute, 74.

24 novembre. — Pouls, 91.

Réflexe oculo-cardiaque : 1re minute, 90 ; 2e minute, 91.

Observation II

O..., Michel, 44 ans.

Idées de persécution. Hallucinations. Troubles cénesthésiques. Anxiété.

2 août. — Pouls, 66.

Réflexe oculo-cardiaque : 1re minute, 67 ; 2e minute, 70.

26 septembre. — Très anxieux ; persécuté ; hallucinations cénesthésiques.

Pouls, 55.

Réflexe oculo-cardiaque : 1re minute, 56 ; 2e minute, 56.

30 septembre. — Même état.

Pouls, 51.

Réflexe oculo-cardiaque : 1re minute, 53 ; 2e minute, 54.

14 octobre. — Pouls, 39.

Réflexe oculo-cardiaque : 1re minute, 38 ; 2e minute, 35.

20 octobre. — Pouls, 44.

Réflexe oculo-cardiaque : 1re minute, 44 ; 2e minute, 44.

10 novembre. — « Je me vois des misères pour manger, j'ai l'estomac cassé. »

Pouls, 66.

Réflexe oculo-cardiaque : 1re minute, 66 ; 2e minute, 66.

Observation III

P... Joseph, 34 ans.

Psychose hallucinatoire. Délire chronique de persécution. Troubles cénesthiques. Hallucinations auditives.

2 août. — Pouls, 96.

Réflexe oculo-cardiaque : 1re minute, 81 ; 2e minute, 83.

27 août. — Même état.

Pouls, 80.

Réflexe oculo-cardiaque : 1re minute, 90 ; 2e minute, 89.

13 octobre. — Pouls, 62.

Réflexe oculo-cardiaque : 1re minute, 75 ; 2e minute, 75.

Intermittences du pouls pendant la compression oculaire.

24 octobre. — Pouls, 88.

Réflexe oculo-cardiaque : 1re minute, 68 ; 2e minute, 69.

Le réflexe est repris au bout de 10 minutes :

Pouls, 90.

Réflexe oculo-cardiaque : 1re minute, 55 ; 2e minute, 59.

GRAPHIQUE

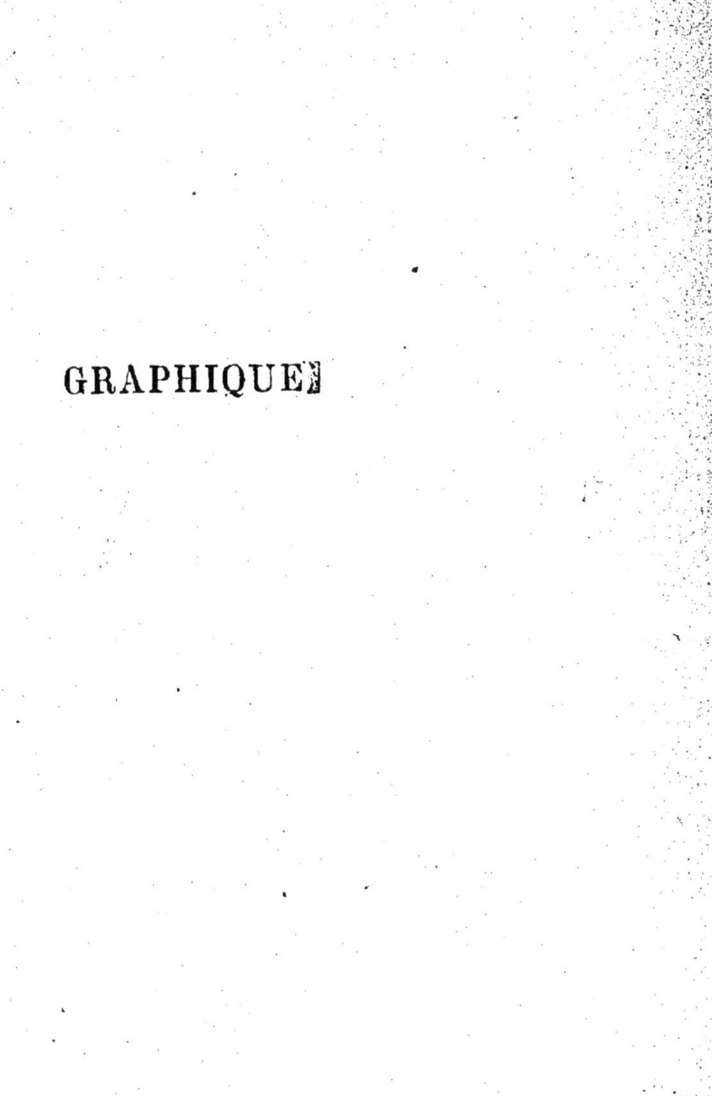

Le graphique ci-contre est destiné à montrer les variations du réflexe oculo-cardiaque d'une façon plus visible que d'après les seuls chiffres.

— La ligne O indique le pouls normal pris avant le réflexe.

— Quand le réflexe est inversé (c'est-à-dire quand le nombre des pulsations est augmenté) le chiffre est indiqué *au-dessus* de la ligne ; *au-dessous* quand le nombre des pulsations est diminué.

— Le graphique montre ainsi pour chaque prise du réflexe un rectangle ou un trapèze dont la hauteur indique le degré d'abaissement ou d'élévation du nombre de pulsations sous l'influence de la compression, et la largeur montre la variation dans le temps ; l'extrémité Gauche indique le chiffre de la première minute ; l'extrémité Droite, celui de la deuxième minute.

— L'espace compris entre - 6 et - 12 indique les limites dans lesquelles est compris le réflexe normal.

— Les chiffres romains correspondent au numéro des observations.

1° Paralytiques généraux.

2° Déments précoces.

3° Agités.

(1)

	I					II					III			IV			V		VI			VII	VIII	IX	
DATES	9/8	13/8	26/9	30/9	8/10	13/8	30/9	9/10	14/10	20/12	6/10	8/10	29/10	8/10	9/11	24/11	10/10	1/11	9/10	29/10	1/11	13/10	14/10	8/11	16/11
	Calme	Calme	Agité	Calme	Irritable	Calme	Agitation	Calme	Calme			Malade Agonique		Malade agitée	Chante pendant l'examen	Calme	calme			calme	calme euphorique	calme		calme	

EM

(2)

	I								II						III				IV			
DATES	13/8	3/8	26/9	30/9	31/10	3/11	5/10		10/11	13/8	22/8	13/9	30/9	10/11	14/11	24/11	5/10	31/10	8/11	24/11	13/8	22/8	30/9	20/10

CATATONIE — CATATONIE — STUPEUR INDIFFÉRENT

EM

(3)

	I					II			III		IV				V		VI		VII			VIII		IX	
DATES	24/9	26/9	30/9	8/10	10/11	8/10	10/10	1/11	10/10	1/11	3/8	8/8	13/8	25/9	10/10	1/11	10/10	3/11	4/8	24/9	23/8	10/10	1/11	10/10	1/11
	Agitation	id.	Calme			Agitation	id.	Va bien	Agitation		Confusion Agitation	Dépression	Calme	Très Agitée			Agitée		Anxiété	Va bien	Va bien	Agitée	Calme	Calme	Agitée

EM

VII

ÉTUDE CRITIQUE

1° Paralysie générale

Nous avons recherché le réflexe oculo-cardiaque chez quinze malades présentant une paralysie générale confirmée. La plupart de ces malades étaient à une période déjà avancée de l'évolution de leur méningo-encéphalite. Quelques-uns même ont été examinés quelques jours à peine avant l'issue fatale.

Si l'on jette un regard d'ensemble sur les résultats fournis par ces différentes observations, il semble qu'il est impossible de dégager une notion générale des cas examinés : tantôt le réflexe est normal, tantôt il est aboli, tantôt, enfin, il est inversé. Bien plus, ces variations se produisent chez un même malade, à quelques jours d'intervalle à peine. Mais si l'on examine de plus près les observations, on voit que ces variations correspondent à des différences dans l'état du sujet.

Les impressions extérieures ou intérieures que nous ressentons déterminent en nous, par leur ensemble, une sorte de résultante affective qui constitue *l'état* ou *ton émotionnel*. Ce ton émotionnel à l'état normal varie d'un instant à l'autre mais dans de faibles limites; les uns sont des vifs, des emportés et leur réaction émotive se fait essentiellement sous forme d'une mimique agitée, gaie ou violente, les autres sont des tristes; c'est ce qu'on traduit en disant qu'il y a les excités et les déprimés. Pathologiquement, ces états vont se présenter grossis, amplifiés : l'état d'excitation chez le paralytique général va devenir de l'agitation et de l'euphorie, la dépression donnera un état mélancolique. Mais ces mots : *excitation et dépression*, pris à la lettre, ne sont pas rigoureusement exacts; ils traduisent mal *l'état* du sujet. Pour donner un exemple, dans la mélancolie il peut y avoir non seulement dépression mais aussi excitation extérieure; pour être exact, il faudrait dire : « Dans la mélancolie il y a réaction douloureuse (état cénesthésique triste) auquel le sujet s'abandonne (dépression) ou contre lequel il réagit (excitation). » Pour parler plus spécialement des états observés chez les paralytiques généraux, nous voyons qu'ils ont, soit une réaction *euphorique, expansive* (état cénesthésique gai) soit une réaction *violente* (état cénesthésique d'irritation).

Or, ces différents états seraient peut-être la cause des variations du *sens* du réflexe oculo-cardiaque ; à un état cénesthésique positif (agitation, euphorie) correspondrait un réflexe inversé; chez un malade calme ou déprimé et irritable on voit au contraire que le réflexe a lieu dans le sens normal ou même qu'il est exagéré. Nous n'osons affirmer qu'il y a relation de cause à effet, mais nous pouvons dire que, presque dans tous les cas, nous avons vu que les paralytiques généraux agités, euphoriques, avaient un réflexe inversé; ceux qui étaient déprimés, irritables, avaient un réflexe le plus souvent exagéré.

Chez les malades arrivés à la dernière période de leur évolution, alors qu'ils présentent une cachexie avancée, quelques jours à peine avant leur mort, nous avons trouvé que le réflexe était aboli.

Enfin, dans quelques cas, le fait s'est aussi montré chez des malades avancés ayant du gâtisme, des troubles de la parole si intense qu'ils ne faisaient plus entendre qu'un bredouillement inintelligible et un état paralytique prononcé qui les confinait au lit et donnait à leurs mouvements une très grande imprécision et de l'*instabilité*. C'est cette instabilité que nous avons cru retrouver dans le réflexe ; ces sujets ont présenté, au cours de l'examen, des variations considérables ; le pouls d'abord, très accéléré dans la première minute, brusquement, devenait plus lent, présentait des intermittences et, au cours de la deuxième minute, donnait un abaissement du nombre des pulsations très considérable.

2° Déments précoces.

Faisons d'abord remarquer que les déments précoces observés étaient tous des déments précoces typiques. Notre étude a porté plus spécialement sur des malades catatoniques présentant de la stupeur, du négativisme et du mutisme.

Nous avons vu d'une façon générale que, ici aussi, l'*état* du sujet peut donner des résultats variables dans le réflexe oculo-cardiaque.

Trois de nos sujets ont présenté une catatonie très nette avec stéréotypie, conservation de l'attitude et flexibilité cireuse très marquée ; chez ces sujets, d'une façon générale, le réflexe s'est montré inversé.

Chez les déments précoces qui n'étaient pas catatoniques, ce réflexe était normal ou exagéré ; il ne s'est montré inversé que chez une démente précoce en période d'agitation extrême.

D'autre part nous pouvons, dans l'observation I, saisir sur le vif les variations du réflexe suivant l'état du sujet ; lors des premiers examens, la catatonie du malade est tout à fait remarquable : il est muet, inerte, absolument immobile durant des heures et des journées, aucune sollicitation extérieure ne parvient à le tirer de son inertie. Pendant toute cette période (nous avons suivi notre malade pendant plus d'un mois et demi) le réflexe a constamment été inversé ; puis le malade commence à sortir de sa torpeur, les infirmiers signalent qu'il a eu des impulsions violentes : il s'est jeté brusquement sur ses camarades et les a frappés ; son état catatonique n'est alors que très passager, et la plupart du temps le malade rit, chante et s'agite. Au moment des examens, il était toujours calme et non catatonique. Durant toute cette seconde période, le réflexe, d'une façon constante, a eu lieu dans le sens normal, le plus souvent même il était exagéré.

Pour nous résumer, il semble donc que chez les déments précoces, le réflexe paraît inversé chez les catatoniques et les agités, variable chez les autres, mais en général plutôt normal ou diminué.

3° Agités maniaques.

Dans l'excitation maniaque, la recherche du réflexe a parfois été très difficile, à cause de l'agitation extrême de certains malades. Dans ces cas nous avons compté le pouls pendant 30 secondes, et la recherche du réflexe n'a duré qu'une minute ; néanmoins, les résultats obtenus ont été contrôlés et les cas douteux écartés.

Dans la plupart des cas, le réflexe s'est montré inversé ; comme précédemment, à propos des paralytiques généraux, nous avons cru pouvoir attribuer l'inversion du réflexe à l'agitation des malades. Quelques observations (voir observations I, II, VI) nous ont montré d'ailleurs un parallélisme entre l'état d'agitation des malades et l'inversion du réflexe ; nous avons pu nous rendre compte que, chez certains malades chez qui le réflexe était inversé, ce dernier devenait normal lorsque toute excitation avait disparu.

Quant aux cas, d'ailleurs exceptionnels, qui paraissent s'écarter de cette règle, nous n'avons pas trouvé de raisons suffisantes pour expliquer cette exception.

Nous nous contenterons donc de dire que, chez les agités maniaques, le réflexe paraît inversé dans la plupart des cas et redevient normal lorsque l'agitation du malade a cessé.

D'autre part, nous avons examiné le réflexe chez quelques malades présentant de l'agitation avec anxiété, mais les observations que nous avons sont trop peu nombreuses pour nous donner une opinion fermé à ce sujet ; nous constaterons simplement que, chez quelques malades, le réflexe est resté inversé après la disparition de l'anxiété (voir observation VII). Or, d'après les conclusions d'Euzière et Margarot, le réflexe serait inversé, ainsi que nous l'avons dit déjà, tant que dure l'anxiété, et redeviendrait normal lorsque celle-ci a cessé.

L'état d'agitation alterne souvent avec des périodes de dépression. Dans ce dernier cas, il semble que le réflexe serait plutôt dans le sens normal.

4° Psychoses hallucinatoires.

Les résultats sont des plus variables. Le réflexe était tantôt aboli, tantôt inversé, tantôt normal chez un même malade, sans qu'on puisse trouver de modifications nettes dans son état clinique.

D'ailleurs, le petit nombre des cas examinés ne nous a pas permis de pouvoir dégager une notion claire à ce sujet.

Mais néanmoins, l'impression que nous a suggérée cette étude est que la recherche du réflexe pourrait peut-être servir à étudier l'état du sympathique dans les différentes psychoses. Le réflexe oculo-cardiaque paraît, en effet, jusqu'à présent, le seul moyen pratique et non dangereux pour étudier si un sujet est vagotonique ou sympathicotonique. Or, depuis longtemps déjà, il est admis que la plupart des délires ont leur origine, ou tout au moins l'origine de leur orientation, dans des troubles cénesthésiques. Laignel-Lavastine et

Vigouroux (1) ont attribué ces troubles à des altérations du sympathique.

Peut-être, dans ces troubles cénesthésiques des psychoses à leur début, pourrait-on voir, au moyen du réflexe oculo-cardiaque, si l'état sympathicotonique prédomine sur l'état vagotonique.

Mais c'est là une simple hypothèse que nous avançons timidement.

---

(1) Laignel-Lavastine et Vigouroux (*Société anatomique*, 1907).

CONCLUSIONS

I. — Le réflexe oculo-cardiaque a été recherché dans la plupart des cas *pathologiques*.

II. — Dans les maladies mentales, les études faites sont peu nombreuses ; elles portent sur les épileptiques, les anxieux, les déments précoces et les paralytiques généraux.

III. — Nous avons poursuivi ces recherches chez les paralytiques généraux, les déments précoces, les agités maniaques et dans quelques cas de psychoses hallucinatoires.

IV. — *Chez les paralytiques généraux* le réflexe oculo-cardiaque est variable : il est inversé chez les agités, aboli chez les paralytiques généraux avancés, normal chez les autres.

V. — *Chez les déments précoces*, le réflexe s'est montré inversé chez les malades présentant de la catatonie.

VI. — *Chez les agités maniaques*, l'inversion du réflexe est la règle pendant la période d'agitation ; le réflexe redevient normal lorsque cesse cette excitation.

VII. — *Dans les psychoses hallucinatoires*, les résultats sont des plus variables.

VIII. — Le réflexe oculo-cardiaque pourrait peut-être servir à étudier l'état du sympathique dans les psychoses.

BIBLIOGRAPHIE

Ch. Achard et Léon Binet, Les effets de la compression oculaire; réflexes oculo-circulatoires, oculo-respiratoire et oculo-moteur (*Archives de médecine exp. et d'an. path.*, *t.* XXXVIII, N° 1, juin 1918. — *C. R. de la Soc. de Biol.*, 23 février 1918, p. 158).

Arsollier, Etudes des soufflles cardiaques pendant la compression oculaire : méthode de diagnostic de P. Emile Weil. *Thèse* de Bordeaux, 1919.

B. Ashner, Ueber einem bisher noch nicht beschriebenen Reflex vom Auge auf Kreilauf und Atnung. Verchwinden des Radiolispulses bei Druck auf das Auge. *Wien. Klin. Wochens*, 1918, p. 1529, N° 44.

Ueber Herzneurose und Basdowoid und ihr verschiedenes Verhalten gegen über der Fonctions-profung mit adernalin (*Zeit f. Klin. Med.*, 1910, t. LXX, s. 6).

Avarignet, Dorlencourt et Bouttier, Le réflexe oculo-cardiaque au cours de l'intoxication diphtérique (*Société de Biologie*, 9 mai 1914).

Belegou, Le réflexe oculo-cardiaque. *Thèse* de Toulouse, 1913.

Léon Binet, Recherches sur le tremblement. *Thèse* de Paris, 1918.

Les applications pratiques de la compression oculaire (*Presse médicale*, 21 août 1919, N° 46).

Jean Blanc, Le réflexe oculo-cardiaque dans les maladies nerveuses et mentales. *Thèse* de Montpellier, 27 juillet 1914.

Névrose et opothérapie. La dysthyroïde, facteur de

névroses. Le réflexe oculo-cardiaque régulateur de l'opothérapie thyroïdienne (*Progrès médical*, 24 mars 1917, n° 12, p. 95).

Brugschund, Schittenhelm, *Lehbuch Klin. Untersuchungs methoden*, 1911.

Cantelli, Di una varieta del rifflesso oculo-cardiaco (rifflesso oculo-cardiaco paradossale) (*Rifforma méd.*, *Napoli*, 1917, XXXIII, pp. 487-490).

Cantonnet (*Presse médicale*, 13 mai 1914).

Clicinisse, La vagotonie (*Semaine médicale*, 20 nov. 1912).

Cluzet et Petzetakis, Etude expérimentale électro-cardiographique du réflexe oculo-cardiaque (*Société de Biologie*, 17 janvier 1914. — *Comm. Soc. méd. des Hôp. de Lyon*, 3 février 1914. — *Lyon Médical*, 16 février 1914, p. 374).

Collet et Petzetakis, Le réflexe oculo-cardiaque dans les lésions traumatiques du pneumogastrique (*Soc. de Biol.*, 16 déc. 1916).

Contribution au diagnostic des lésions traumatiques du pneumogastrique (*Nouvelle iconographie de la Salpêtrière*, N° 5, 6 décembre 1918, t. XXVIII).

G. Dagnini, Intorno ad un riflesso provocato in alcuni emiplegici collo stimulo della cornea e collo pressione sul bulbo oculare (*Bollet. della Scienze med. Bologna*, 17 juin 1908, LXXIX, vol. VIII, p. 380).

Jean David, Le réflexe oculo-cardiaque. Revue générale. *Thèse* de Toulouse, avril 1916.

Déjérine et Thomas, Siège des lésions les plus fréquentes de l'encéphale dans le tabès sur les racines postérieures des nerfs crâniens et surtout du trijumeau (*Traité de Médecine*, Gilbert et Thoinot, t. XXXIV, p. 650).

Delava, Etude expérimentale des modifications circulatoires et respiratoires lors de la compression oculaire (*Soc. de Biol.*, 4 avril 1914).

Devaux et Logre, publié sous la direction et avec la préface d'Ernest Dupré. Un vol. in-8° de 304 pages, Masson et Cie, éditeurs, Paris, 1916.

Les Anxieux, Masson et Cie, éditeurs, Paris, 1917.

Grossmann et Miloslawich (*Wiener Klin. rund*, 24 mars

Dorlencourt, Le réflexe oculo-cardiaque au cours des états de shock (*Paris méd.*, 16 février 1918).

Dufour et Legras, Syndrome hypovarien et hypothyroïdien. Crises épileptiformes (vagotonie). Réflexe oculo-cardiaque. Arrêt du ventricule. Dissociation auriculo-ventriculaire (*Soc. méd. des Hôpit. de Paris*, séance du 27 mars 1914. — *Bull. et Mémoires de la Soc. méd. des Hôpit. de Paris*, an. XXX, pp. 686-700, 24 avril 1914).

Dulac, Le réflexe oculo-cardiaque (étude biologique et thérapeutique). *Thèse* de Paris, 1919.

Eppinger (*XXV*e *Congrès allemand de Médecine interne*, 1908).

Eppinger et Hess (*Soc. de Méd. int. de Vienne*, 1908. — *Soc. Méd. int. Wien*, 29 avril 1909).

Zur pathologie des vegetativen nervensystems. *Zeit f. Klin. med.*, 1909, t. LXVIII, N°s 3 et 4.

Die vagotonie, *Samm. Klin. Abt. über Path. und Ther, der Stoffwechsel und Ernahr de von Noorden*, Berlin, octobre 1910.

J. Euzière et J. Margarot (de Montpellier), Le réflexe oculo-cardiaque dans les états anxieux (*Gazette des Hôpitaux*, 19 juin 1919, N° 37).

Fabre et Petetakis, Bradycardie et automatisme ventriculaire provoqué dans les bradycardies de suites de couches (*Réunion obstétricale et gynécologique* de Lyon, 19 janvier 1914).

Persistance du réflexe oculo-cardiaque pendant l'anesthésie générale (*Soc. de Biol.*, 28 février 1914).

J. Fraenkel, Sur vingt-quatre cas de tabès à forme bulbo-protubérantielle. Rôle prépondérant des lésions du cinquième (*Journal of nerv. ment. diseases*, 1899, vol. XXVI).

Falta (*Zeit. f. Klin. med.*, t. LXXI, p. 23, et t. LXXIII, p. 97).

Falta et Kahn (*Zeit. f. Klin. med.*, 1912, t. LXXI et LXXIII).

Falta, Neuerburghi et Nobel (*Zeit. f. Klin. med.*, 1911, t. XXII).

Falta et Rudinger (*XXV*e *Congrès allemand de Méd. int.*, 1908).

Henri Fredericq, Les bases expérimentales des théories actuelles des arythmies cardiaques (*Biol. méd.*, mai 1914).

Le réflexe oculo-cardiaque (*Archives médicales belges*, janvier 1918, p. 46).

Gallavardin, Dufourt et Petzelakis, Réflexe oculo-cardiaque et automatisme ventriculaire intermittent dans les bradycardies totales banales. Manière de mettre en évidence l'automatisme. Epreuve de l'atropine (*Soc. méd. des Hôp. de Lyon*, 2 décembre 1913. — *Lyon médical*, 14 décembre 1913, p. 1032).

Automatisme ventriculaire spontané et provoqué (*Arch. des maladies du cœur*, janvier 1914).

Garnier et Levi-Franckel, Modification du réflexe oculo-cardiaque sous l'influence de la gestation. Le syndrome sympaticotonique de la grossesse (*Soc. de Biol.*, 25 avril 1914. — *Bull. et Mémoires de la Soc. méd. des Hôp. de Paris*, an. XXX, N° 24, pp. 252-259, 24 juillet 1914).

J. Cautrelet, Les systèmes nerveux sympathique et autonome dans la vie végétative. Etude clinique (*Gazette des Hôp.*, 3 juin 1911).

Du ralentissement du pouls radial au cours de la compression oculaire dans la maladie de Basedow (*Soc. méd. des Hôp. de Paris*, 25 avril 1913. — *Bull. de la Soc. méd. des Hôp. de Paris*, p. 878).

Dix tabétiques. Le réflexe oculo-cardiaque (*Paris Méd.*, 29 novembre 1913, p. 583).

Robert Giraud, Le réflexe oculo-cardiaque chez les épileptiques. *Thèse* de Lyon, 1910, N° 59.

A.-M. Grinstein (de Moscou), Contribution à la connaissance de la vagotonie et de la sympathicotonie dans le tabès

(*Journal de Neuropathologie et de Psychiâtrie du nom de S.-S. Korsakoff*, N° 4, 1914).

Grossmann et Miloslawich (*Wiener Klin. Rund.*, 24 mars 1912, p. 177).

Guillain et Dubois, L'abolition et l'inversion du réflexe oculo-cardiaque dans les paralysies pseudo-bulbaires (*Soc. méd. des Hôp. de Paris*, séance du 26 mars 1914. — *Bull. et Mémoires de la Soc. méd. des Hôp. de Paris*, mars 1914, an. XXX, p. 584).

Action inhibitrice de la compression oculaire sur les mouvements anormaux dans un cas d'athétose double (*Bull. de la Soc. méd. des Hôp. de Paris*, 8 mai 1914).

Guillaumont, Le réflexe oculo-cardiaque dans le syndrome de Basedow. *Thèse* de Paris, 1914.

Gunson, The oculo-cardiac reflex (*Brit. Journal Children Disease*. London, 1915, XII, p. 97-105).

Francis Heckel, La névrose d'angoisse et les états d'émotivité anxieuse. De l'émotion aux troubles nutritifs. Un vol. grand in-8° de VII-535 p., Masson et Cie, éditeurs, Paris, 1917.

Heitz, A propos du réflexe d'Abrams (*Presse méd.*, 19 juin 1907).

Hess, Vagotonische herzneurose (*Wiener med Wochens*, 1911).

Laignel-Lavastine, Les sympathoses (*Presse méd.*, 20 sept. 1913).

Le plexus solaire et ses fonctions (*Journal de Psych. normale et path.*, 1917, p. 3).

Laignel-Lavastine et Vigouroux (*Société anatomique*, 1907).

Ch. Laubry et P. Harvier, Les modifications des bruits cardiaques sous l'influence de la compression oculaire dans les lésions organiques du cœur (*Presse méd.*, 23 oct. 1916, N° 59, p. 469).

Sur quelques particularités du réflexe oculo-cardiaque et notamment sur sa variabilité chez certains sujets (*Arch. des maladies du cœur*, 1917, p. 211).

Laval et Jean Girou, Inversion du réflexe oculo-cardiaque, signe de compression (*Gazette des Hôp.*, 19 juillet 1919, N° 43).

Lesieur, Vernet et Petzetakis, Abolition fréquente du réflexe oculo-cardiaque dans le tabès (*Soc. méd. des Hôp. de Lyon*, 3 mars 1914. — *Société méd. des Hôp. de Paris*, 6 mars 1914. — *In Bulletins*, 12 mars 1914. — *Lyon Méd.*, 13 mars 1914, p. 620).

Considérations physio-pathologiques sur un cas d'arrêt total du cœur par la compression oculaire, chez un épileptique (*Bull. de la Soc. méd. des Hôp. de Paris*, 12 mars 1914).

Contribution à l'étude du réflexe oculo-cardiaque. Son exagération dans l'épilepsie. Ses variations sous l'influence d'actions médicamenteuses ou toxiques (*Soc. méd. des Hôp. de Lyon*, 3 mars 1914. — *Bull. de la Soc. méd. des Hôp. de Paris*, 12 mars 1914. — *Lyon Méd.*, 13 mars 1914, p. 621).

Le réflexe oculo-cardiaque dans les tremblements sénile, alcoolique, basedowien, sclérose en plaques, paralysie générale, Parkinson. Réflexe oculo-cardiaque et maladie de Parkinson (*Soc. méd. des Hôp. de Paris*, séance du 26 mars 1914).

Considérations sur les modifications des réflexes par la compression oculaire chez certains épileptiques (*Soc. méd. des Hôp. de Lyon*, 17 mars 1914. — *Bull. de la Soc. méd. des Hôp. de Paris*, 26 mars 1914. — *Lyon Médical*, 29 mars 1914, p. 721).

Glycosurie, albuminurie et polyurie, provoquées par la compression oculaire (*Soc. méd. des Hôp. de Lyon*, 17 mars 1914. — *Bull. de la Soc. méd. des Hôp. de Paris*, 26 mars 1914. — *Lyon Méd.*, 29 mars 1914, p. 726).

Réflexe oculo-cardiaque et maladie de Parkinson. (*Bull. et Mémoires de la Soc. méd. des Hôp. de Paris, an XXX*, pp. 6?9-607, 27 mars 1914).

Le réflexe oculo-cardiaque chez les sujets atteints de divers tremblements. (*Soc. méd. des Hôp. de Lyon*, 24 mars 1914. — *Bull. et Mémoires de la Soc. des Hôp. de Paris*, an. XXX, pp. 593-599, 27 mars 1914. — *Lyon Médical*, 4 avril 1914, p. 786).

Camille Lian, De l'emploi thérapeutique du réflexe oculo-cardiaque dans les crises tachycardiques (*Archives des maladies du cœur, des vaisseaux et du sang*, 1915, p. 193).

Loeper, Effets favorables de la compression oculaire sur certains phénomènes nerveux (*Bull. de la Soc. méd. des Hôp. de Paris*, 9 avril 1914).

Le réflexe oculo-cardiaque dans les grands traumatismes nerveux (*Progrès méd.*, novembre 1915).

Loeper et Mougeot, Le réflexe oculo-cardiaque dans le diagnostic des névroses gastriques (*Soc. méd. des Hôp. de Paris*, 25 avril 1913. — *Progrès méd.*, 26 avril 1913. — *Bull. et Mémoires de la Soc. méd. des Hôp. de Paris*, an. XXIX, pp. 865-878, 1er mai 1913).

L'absence fréquente du réflexe oculo-cardiaque dans le tabès (*Soc. méd. des Hôp. de Paris*, 27 décembre 1913. — *Progrès médical*, 28 décembre 1913).

Réflexe oculo-cardiaque et syphilis (*Bull. de la Soc. méd. des Hôp. de Paris*, 19 mars 1914).

Aortite et abolition du réflexe oculo-cardiaque (*Progrès médical*, 30 mai 1914).

Le réflexe oculo-cardiaque dans le diagnostic de la nature des bradycardies (*Soc. de Biol.*, 24 janv. 1914. — *Progrès médical*, 31 janvier 1914).

Loeper, Mougeot et Varham, Abolition du réflexe oculo-cardiaque chez les syphilitiques (*Progrès méd.*, an. XLII, N° 14, p. 157, 4 avril 1914).

Loeper et Mlle Weil, Action favorable de la compression oculaire sur certaines manifestations nerveuses et en particulier sur le hoquet (*Bull. et Mémoires de la Soc. méd. des Hôp. de Paris*, an. XXX, p. 631, 3 avril 1914.— *Progrès méd.*, an. XLII, N° 15, p. 175, 11 avril 1914).

G. Maillard et Codet, Le réflexe oculo-cardiaque chez les épileptiques ([illegible]c. *de Psychiâtrie de Paris*, 18 juin 1914).

E. de Massary et C. Lian, Pouls lent permanent congénital par dissociation auriculo-ventriculaire incomplète, avec accidents nerveux tardifs (*Bull. et Mémoires de la Soc. méd. des Hôp. de Paris*, an. XXXI, pp. 29-40, 15 janvier 1915).

Miloslawich, Réflexe oculo-cardiaque dans les névroses digestives chez les éthyliques et les vagotoniques dans le tabès, etc. (*Wiener Klin Woch.*, 1910, t. LX, p. 3051).

A. Mougeot, Tachycardie paradoxale des hypertendus et réflexe oculo-cardiaque (*Progrès méd.*, 20 déc. 1913).

La suppression constante par l'atropine du réflexe oculo-cardiaque (*Soc. de Biol.*, 31 janv. 1914). — (Présenté par Josué). Le réflexe oculo-cardiaque dans les tachycardies permanentes sans arythmie (*Soc. de Biol.*, 13 février 1914). Le réflexe oculo-cardiaque dans le pouls alternant (*Soc. de Biol.*, 20 mars 1914).

Du réflexe oculo-cardiaque en clinique. Sa recherche et sa valeur semeiologique. Déductions thérapeutiques (*Bull. de la Soc. de méd. de Paris*, 28 mars 1914, p. 277).

Du réflexe oculo-cardiaque (*Soc. de méd. de Paris*, 28 mars 1914).

Réflexe oculo-cardiaque dans l'alternance ventriculaire (*Bull. de la Soc. de Biol.*, 3 avril 1914).

Suppression du réflexe oculo-cardiaque plus précoce que celle du réflexe pupillaire à la lumière dans les aortites syphilitiques (*Progrès méd.*, 30 mai 1914).

Le réflexe oculo-cardiaque en clinique (*Arch. de méd. exp. et anat. path.*, Paris 1916, an. XXVII, pp. 328-355).

La mise en évidence de l'onde d'intersystole chez l'homme au cours de la recherche du réflexe oculo-cardiaque (*Bull. et Mémoires de la Soc. méd. des Hôp. de Paris*, 1917, 3 s., pp. 608-612).

Oppenheim, Le Pouls, la tension artérielle et le réflexe oculo-cardiaque dans les suites éloignées des traumatismes crâniens (*Progrès méd.*, 19 février 1917, N° 7, p. 55).

Noël Orlandi, Sur la valeur clinique du réflexe oculo-cardiaque (*La Riforma medica*, an. XXXI, N°s 9, 10 et 11, pp. 232, 260 et 288, 27 février, 6 et 13 mars 1915).

Petzetakis, Sur une nouvelle épreuve dans le diagnostic des bradycardies « l'épreuve de la compression oculaire » (*C. R. Soc. de Biol.*, 17 déc. 1913).

L'épreuve de l'atropine, du nitrite d'amyle et de la compression oculaire dans les bradycardies totales (*Soc. de Biol.*, 27 déc. 1913).

Automatisme ventriculaire provoqué par la compression oculaire et l'atropine dans les bradycardies totales (*Soc. de Biol.*, 10 janvier 1914).

Automatisme ventriculaire intermittent provoqué par la compression oculaire et l'atropine dans les bradycardies totales (*C. R. de la Soc. de Biol.*, 10 janv. 1914).

L'abolition du réflexe oculo-cardiaque par l'atropine. Son exagération par la pilocarpine. Sa persistance pendant l'épreuve du nitrite d'amyle (*Soc. de Biol.*, 14 février 1914).

Phénomènes respiratoires et circulatoires produits par la compression oculaire (*Soc. de Biol.*, 14 février 1914).

Production du block auriculo-ventriculaire par la compression oculaire (*Communication Soc. méd. des Hôp. de Paris*, 24 avril 1914, p. 738 ; *C. R. Soc. de Biol.*, 14 mars 1914, p. 408).

Réflexe oculo-respiratoire et réflexe oculo-vasomoteur à l'état normal (*C. R. Soc. de Biol.*, 14 février 1914 ; *Bull. et Mémoires de la Soc. méd. des Hôp. de Paris*, an. XXX, pp. 816-822, 1er mai 1914).

L'épreuve de la compression oculaire, du nitrite d'amyle et de l'atropine dans le diagnostic des bradycardies (*Presse méd.*, 28 février 1914, N° 17, pp. 161-167).

Réflexe oculo-cardiaque et dissociation auriculo-ventriculaire (*Soc. de Biol.*, 9 et 14 mars 1914).

Réflexe oculo-cardiaque chez les sujets normaux non bradycardiques. L'épreuve paradoxales de l'atropine, son action ralentissante sur le rythme cardiaque (*Bull. et Mémoires de la Soc. méd. des Hôp. de Paris*, 27 mars 1914, an. XXX, pp. 562-567).

Considérations physio-pathologiques sur un cas d'arrêt

du cœur par le réflexe oculo-cardiaque chez un épileptique (*Soc. méd. des Hôp. de Paris*, mars 1914, p. 394).

Automatisme ventriculaire intermittent provoqué par la compression oculaire chez les sujets normaux non bradycardiques (*Soc. de méd. des Hôp. de Paris*, 10 avril 1914).

Automatisme ventriculaire provoqué par la compression oculaire et l'atropine à l'état normal (*Soc. méd. des Hôp. de Paris*, 24 avril 1914, p. 727).

Etude expérimentale sur les voies centrifuges du réflexe oculo-cardiaque (*C. R. de la Soc. de Biol.*, avril 1914, p. 654).

Block sino-auriculaire, auriculo-ventriculaire, extrasystoles et fibrillation auriculaire provoqués par la compression oculaire (*Arch. des mal. du cœur*, nov. 1916).

Le réflexe oculo-cardiaque dans le syndrome hypothyroïdien, son exagération, ses modifications sous l'influence du traitement thyroïdien ; cas d'arrêt syncopal du cœur à la suite de la compression oculaire (*Presse méd.*, Paris, 1917, an. XXV, pp. 12-14).

Gaston Picot, Le réflexe oculo-cardiaque dans les lésions traumatiques incomplètes du pneumogastrique (*Presse méd.*, 10 avril 1919, N° 21).

H. Poincarré, Le système nerveux périphérique au point de de vue normal et pathologique (*Leçons professées à Nancy*, 1876).

Rihl, (*XXIX*e *Congrès allemand de méd. int. de Wiesbaden*, 1912).

J. Roubinovitch, Compresseur oculaire pour la recherche du réflexe oculo-cardiaque (*Caducée*, Paris 1916, an. XVI, p. 130).

J. Roubinovitch et Regnauld de la Soudière, Abolition ou inversion du réflexe oculo-cardiaque dans les hémiplegies et les diplegies (*Bull. et Mémoires de la Soc. méd. des Hôp. de Paris*, 1914).

Le réflexe oculo-cardiaque dans les démences organiques (*Soc. de Psychiâtrie de Paris*, 18 juin 1914).

Paul Sainton, Le réflexe oculo-cardiaque dans le syndrome de Basedow (*Bull. méd.*, 30 juillet 1913).

Le réflexe oculo-cardiaque (*Paris méd.*, 1914, vol. 11, p. 122).

Le réflexe oculo-cardiaque et les troubles subjectifs des trépanés (*Bull. de l'Académie de Médecine*, t. LXXVI, N° 51, p. 583, 23 déc. 1916).

Paul Sainton et Huriez, Le réflexe oculo-cardiaque dans la méningite cérébro-spinale (*Bull. et Mémoires de la Soc. méd. des Hôp. de Paris*, an. XXXI, N°s 24-25, 2 juillet 1915, p. 561).

Stern, Ueber differentiial diagnose und verlam, e morbus Besedowii und seiner unvolkomm formem (*Jahrb. f. Psych*, à Neur., 1909, t. XXIX, p. 179).

E. Tassy, Le sympathique et l'idéation (*Revue philos.*, août 1906).

A. Valotère, Le réflexe oculo-cardiaque chez les trépanés (*Thèse* de Montpellier, 1917, N° 3).

Vernet et Petzelakis, Le réflexe oculo-cardiaque. Revue générale (*Gazette des Hôp.*, 2 mai 1914).

Roger Voisin et Benhamou, De la valeur thérapeutique du réflexe oculo-cardiaque (*Paris médical*, 8 mars 1919, N° 10).

P. Emile Weil, L'auscultation du cœur pendant la compression oculaire (*Bull. et Mémoires de la Soc. méd. des Hôp. de Paris*, 1915-1916, 3 s., XI, pp. 1953-1959).

Nouveau procédé de diagnostic des souffles cardiaques fonctionnels (*Bull. et Mémoires de la Soc. méd. des Hôp. de Paris*, 21 mars 1916).

Le diagnostic des souffles extra-cardiaques (*Paris médical*, 1er juillet 1916).

Imp. des *Deux-Collines*, rue Davout, Lyon. — 5888

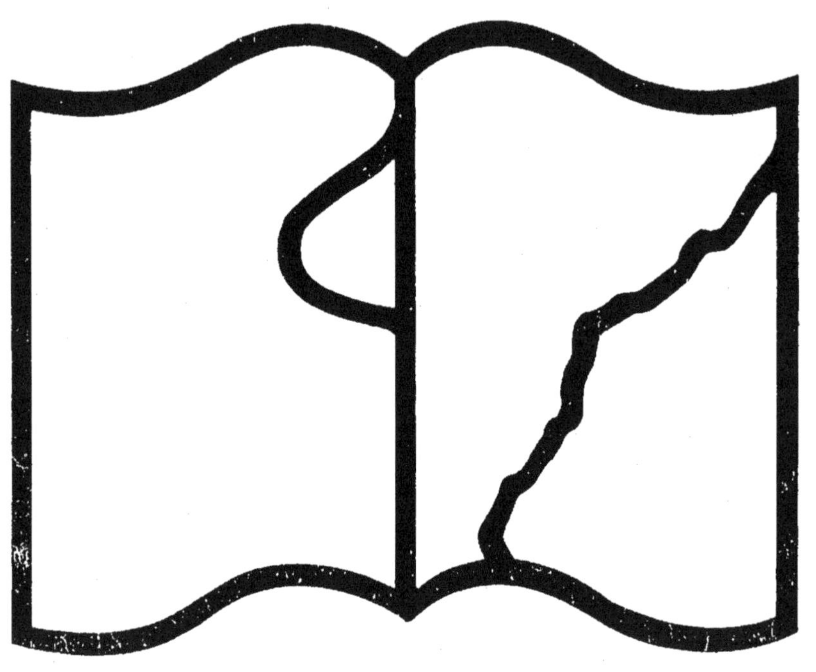

Texte détérioré — reliure défectueuse

NF Z 43-120-11

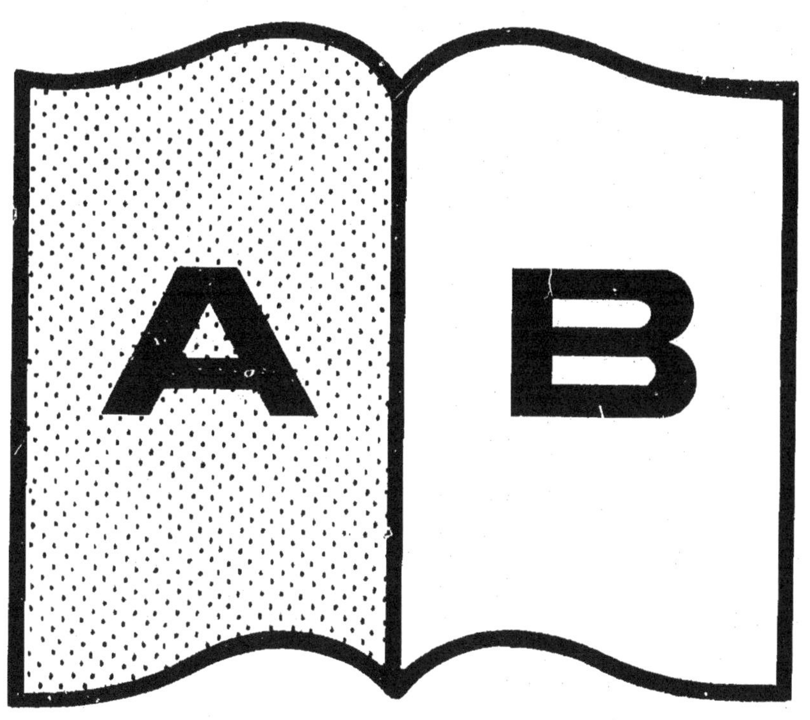

Contraste insuffisant

NF Z 43-120-14

www.ingramcontent.com/pod-product-compliance
Ingram Content Group UK Ltd.
Pitfield, Milton Keynes, MK11 3LW, UK
UKHW012247240726
13966UKWH00004B/1342

9 782011 945013